ÉDITION 2016

Mes fiches en anglais

Le soin infirmier

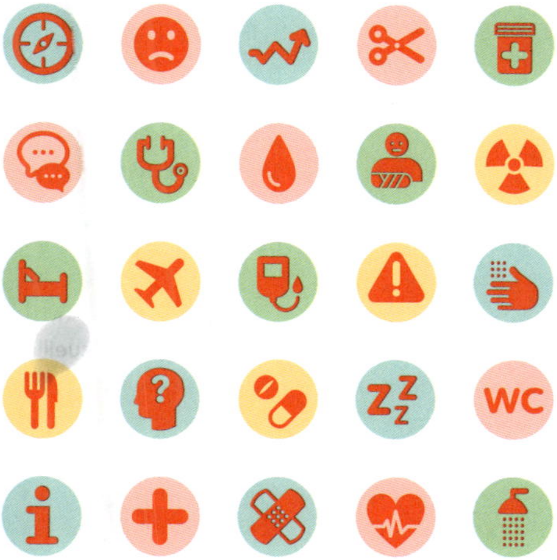

Avant-propos

Cet ouvrage est le fruit de la collaboration entre un infirmier diplômé d'État exerçant aujourd'hui au Royaume-Uni et une professeur d'anglais en IFSI.

Pierre Vennen a fait partie des premières promotions d'étudiants ayant suivi des cours d'anglais lors de sa formation. Très vite, à l'occasion de stages en milieu hospitalier, il réalise combien il est difficile de communiquer efficacement avec des patients non francophones tout en préservant la qualité des soins. **Lisa Gibello** constate également les difficultés que peuvent rencontrer les étudiants face à des patients anglophones en situation de soins et le manque d'outils de communication. Ensemble, ils imaginent un guide de conversation pratique proposant des phrases simples utilisées lors des situations de soins du quotidien. Organisé en chapitres, l'ouvrage suit la logique de prise en charge des patients.

Avec ses fiches « réflexes », le guide pratique **« Mes fiches en anglais - Le soin infirmier »** permet d'accueillir, d'échanger et de rassurer les patients communiquant en langue anglaise. Complété par un lexique et des planches anatomiques, il propose aux professionnels de santé l'essentiel du vocabulaire nécessaire à la pratique de l'anglais et contribue à l'amélioration de la pratique des soins ainsi que des relations soignants-soignés.

L'application

iPhone / Android

Retrouvez « Mes fiches en anglais - Le soin infirmier » sur votre **smartphone**, avec l'essentiel des situations de soins traduites en anglais simple : écoutez leur traduction audio, utilisez le lexique ou les planches anatomiques pour vous faire comprendre et améliorer ainsi la prise en charge de vos patients.

L'application propose :

- un guide de conversation organisé selon trois thématiques : outils de communication, prise en charge globale d'un patient et principaux actes infirmiers ;
- la possibilité d'écouter la traduction audio des phrases en anglais ;
- un lexique avec moteur de recherche ;
- une série de planches anatomiques.

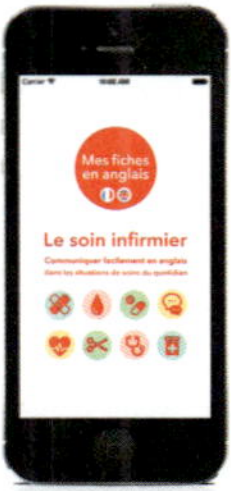

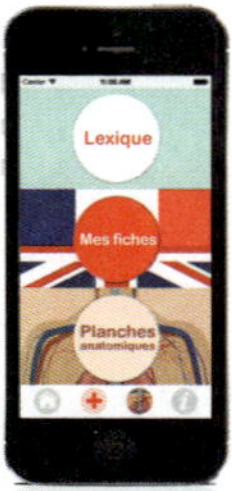

Sommaire

Notes

Outils de communication

Notes

• Donner un ordre :

Prenez ce médicament !

Take this medication!

Vous devez prendre ce médicament.

You must take this medication.

• Donner un conseil :

Vous devriez prendre ce médicament.

You should take this medication.

Vous pouvez prendre ce médicament.

You can take this medication.

• Demander une permission :

Je peux ouvrir la fenêtre ?

Can I open the window?

• Demander au patient
de faire quelque chose :

Pouvez-vous me montrer votre bras ?

Can you show me your arm?

• Expliquer ce que l'on va faire :

Je vais prendre votre température.

I'm going to take your temperature.

Notes

Prise en charge d'un patient

Accueil

Greeting

✚ Nurse

Bonjour M. Duke, je suis votre infirmier/e, je m'appelle Tom.

Hello Mr Duke, I'm your nurse, my name is Tom.

Comment allez-vous aujourd'hui ?

How are you feeling today?

Patient

(I'm feeling) terrible. (Je ne me sens vraiment pas bien)

(I'm feeling) awful. (Je me sens très mal)

Not too bad. (Pas trop mal)

I'm scared. (J'ai peur)

✚ Nurse

Je suis désolé/e !

I'm sorry to hear that!

Patient

I'm (feeling) OK. (Ça va)

I'm better. (Je me sens mieux)

I'm fine. (Je vais bien)

I'm great! (Je vais très bien !)

✚ Nurse

Je suis content/e d'entendre ça !

I'm happy to hear that!

Patient

(parle très rapidement)

✚ Nurse

Je suis désolé/e, je ne comprends pas.

I'm sorry, I don't understand.

Pouvez-vous parler plus lentement s'il vous plaît ?

Can you speak more slowly please?

Pouvez-vous répéter s'il vous plaît ? Merci.

Can you repeat please? Thank you.

Pouvez-vous me l'épeler s'il vous plaît ? Merci.

Can you spell that please? Thank you.

Rassurer

Reassuring

+ Nurse

Bonjour M. Duke, comment allez-vous aujourd'hui ?

Hello Mr Duke, how are you feeling today?

Patient

Not very well. (Pas très bien)

+ Nurse

Que se passe-t-il ?

What's the matter?

Patient

I'm scared. (J'ai peur)

I'm in pain. (J'ai mal)

I feel sick. (J'ai envie de vomir)

I miss my family. (Ma famille me manque)

I want to go home. (Je veux rentrer chez moi)

+ Nurse

Je comprends. Mais ne vous inquiétez pas.

I understand. But don't worry.

Nous allons bien nous occuper de vous.

We will take good care of you.

Rassurer

Reassuring

✚ Nurse

Avez-vous besoin de quelqu'un ici avec vous ?
Do you need someone here with you?

Voulez-vous appeler quelqu'un ?
Do you want to call someone?

Vous êtes entre de bonnes mains.
You're in good hands here.

Laissez-nous vous soigner avant tout, d'accord ?
Let us help you first, OK?

Nous faisons de notre mieux, mais vous devez être patient.
We're doing our best, but you must be patient.

Tout se passera bien.
Everything will be OK.

Gardez le moral.
Keep your spirits up.

Appelez-moi avec la sonnette si vous avez besoin de quoi que ce soit.
Call me with the nurse call button if you need anything.

La chambre

The room

+ Nurse

Je vais vous expliquer l'organisation de votre chambre.

I'm going to explain a few things about your room.

Voici la sonnette. Vous pouvez l'utiliser pour appeler un infirmier/e.

This is the nurse-call button. You can use it to call a nurse.

Voici la télécommande pour ajuster le lit.

This is the remote to adjust the bed.

Voici une armoire/coffre pour mettre vos affaires personnelles et objets de valeur.

This is a closet/safe box to put your personal belongings and valuables.

Voici votre salle de bains.

This is your bathroom.

La chambre

The room

✚ Nurse

Voici un pied à perfusion, vous devez le prendre avec vous si vous vous levez.
This is a drip stand, you must take it with you if you get up.

Les heures de visite sont de … à … heures.
Visiting hours are from … to … o'clock.

Il y a une télé. Pour l'utiliser, vous devez payer un abonnement. Nous avons des chaînes en anglais / Nous n'avons pas de chaînes en anglais.
There is a TV. To use it, you must pay a fee. We have channels in English / We don't have channels in English.

Il y a un téléphone. Pour l'utiliser, vous devez payer un abonnement. Ensuite, vous devez composer le 0 avant de composer le numéro.
There is a phone. To use it, you must pay a fee. Then, you must dial 0 before you dial the number.

Notes

Repas

Meals

✚ Nurse

Les repas sont servis à ... heures pour le petit déjeuner, ... heures pour le déjeuner, et ... heures pour le dîner.

Meal times are at ... o'clock for breakfast, ... o'clock for lunch, and ... o'clock for dinner.

Suivez-vous un régime particulier ?

Do you have a special diet?

sans sel ?

salt-free diet?

sans sucre ?

sugar-free diet?

sans porc ?

pork-free diet?

sans gluten ?

gluten-free diet?

Êtes-vous allergique à un aliment ?

Are you allergic to any food?

Êtes-vous diabétique ?

Are you diabetic?

Êtes-vous végétarien ?

Are you a vegetarian?

Recueil de données

Patient's information

✚ Nurse

Je vais vous poser quelques questions pour remplir votre dossier.
I'm going to ask you a few questions to fill out your form.

Quel est votre prénom et votre nom de famille ?
What's your first name and family name?

Pouvez-vous épeler votre nom s'il vous plaît ?
Can you spell your name please?

Quelle est votre nationalité ?
What's your nationality?

Quelle est votre date de naissance ?
What's your date of birth?

Quel est le motif de votre hospitalisation ?
What's the reason for your hospitalization?

Quelle est votre adresse habituelle ? Ici ?
What's your address at home? Here?

Quel est votre numéro de téléphone (portable) ?
What's your (cell) phone number?

Qui est votre personne de confiance ?
Who is your next of kin?

Recueil de données

Patient's information

+ Nurse

Quelle est votre profession ?
What's your job?

Êtes-vous marié ? Avez-vous des enfants ?
Are you married? Do you have any children?

Avez-vous une assurance maladie ?
Do you have health insurance?

Avez-vous une carte européenne ?
Do you have a European insurance card?

Avez-vous des antécédents médicaux ?
Do you have any medical history?

Avez-vous des allergies ?
Do you have any allergies?

Prenez-vous un traitement en ce moment ?
Are you taking any medication at the moment?

Quel est votre groupe sanguin ?
What's your blood group?

Quel est votre poids ?
What's your weight?

Recueil de données

Patient's information

✚ Nurse

Quelle est votre taille ?

What's your height?

Qui est votre médecin traitant ?

Who is your family doctor?

Est-ce que vous fumez ? Combien de cigarettes par jour ?

Do you smoke? How many cigarettes a day?

Est-ce que vous utilisez des substances ? Cela reste entre nous.

Do you use any recreational drugs? Just between us.

Avez-vous utilisé des substances aujourd'hui ?

Have you used any recreational drugs today?

Buvez-vous de l'alcool ? Combien de verres par jour ?

Do you drink alcohol? How many glasses a day?

Avez-vous un régime alimentaire particulier ?

Do you have a special diet?

Recueil de données

Patient's information

✚ Nurse

Portez-vous des prothèses auditives/dentaires ?

Do you have hearing-aid/false teeth?

Avez-vous des problèmes de sommeil ?

Do you sleep well?

Avez-vous besoin d'aide pour vous habiller ?

Pour la toilette ?

Do you need help to get dressed?

To have a wash?

Pratiquez-vous une religion ? Avez-vous des requêtes spécifiques concernant la pratique de votre religion ?

Do you practice any religion? Do you have any requests regarding the practice of your religion?

NB

1 kg	≈ 0.16 stone
	≈ 2.205 pounds
	≈ 35.27 ounces
1 m	≈ 39.37 inches
	≈ 3.28 feet

La douleur

Pain

✚ Nurse

Est-ce que vous avez mal ?

Are you in pain?

Patient

Yes, I'm in pain. (Oui, j'ai mal)

✚ Nurse

Je suis désolé/e.

I'm sorry to hear that.

Où avez-vous des douleurs ?

Where do you feel pain?

Pouvez-vous me décrire la douleur ?

Can you describe the pain?

Patient

It's a slight pain. (C'est une douleur légère)
It's a mild/moderate pain. (C'est une douleur moyenne)
It's a sharp pain. (C'est une douleur aiguë)
It's an unbearable pain. (C'est une douleur insupportable)
It's a burning pain. (Ça me brûle)

La douleur

Pain

Patient

It's a shooting pain. (C'est une douleur lancinante)

It's a sporadic pain. (C'est une douleur ponctuelle)

It's a dull pain. (C'est une douleur constante/sourde)

It's a stabbing pain. (C'est une douleur comme des coups de couteau)

It's a throbbing pain. (C'est une douleur pulsatile)

✚ Nurse

Sur une échelle de 0 à 10 (0 = pas de douleur, 10 = la pire douleur que vous pouvez imaginer), comment décririez-vous votre douleur ?

On a scale from 0 to 10 (0 is no pain, 10 is the worst pain you can imagine), how would you describe your pain?

Je vais vous donner un antidouleur.

OK, I will give you a pain killer.

Vous vous sentirez mieux rapidement.

You will feel better quickly.

Sinon, appelez-nous avec la sonnette.

If not, call us with the nurse call button.

Symptômes

Symptoms

✚ Nurse

Comment vous sentez-vous aujourd'hui ?
How are you feeling today?

Patient

I'm cold. (J'ai froid)
I'm hot. (J'ai chaud)
I'm tired. (Je suis fatigué/e)
I'm trembling/shaking. (J'ai des tremblements)
I'm constipated. (Je suis constipé/e)

I have diarrhea. (J'ai la diarrhée)
I have a fever/temperature. (J'ai de la fièvre)
I have chills. (J'ai des frissons)
I have a runny nose. (J'ai le nez qui coule)
I have a stuffy nose. (J'ai le nez bouché)
I have a sore throat. (J'ai mal à la gorge)
I have a headache. (J'ai mal à la tête)
I have a stomachache. (J'ai mal à l'estomac)
I have backache. (J'ai mal au dos)
I have heartburn. (J'ai des brûlures d'estomac)
I have difficulty breathing. (J'ai du mal à respirer)
I have vomited. (J'ai vomi)

Symptômes

Symptoms

Patient

I have a blurred vision. (J'ai la vision trouble/ je vois flou)
I have pain in my … (J'ai mal à …)
I have muscle cramps. (J'ai des crampes musculaires)
I have muscle aches. (J'ai des courbatures)

I feel dizzy. (J'ai des vertiges/la tête qui tourne)
I feel sick/nauseous. (J'ai envie de vomir/ J'ai des nausées)
I feel weak. (Je me sens faible)
I feel weary/exhausted. (Je me sens las/ épuisé)
I feel lethargic. (Je me sens léthargique/à plat)
I feel drowsy/sleepy. (Je me sens somnolent)
I feel faint. (Je sens que je vais m'évanouir)
I feel numb. (Je me sens engourdi)
I feel tingling. (Je sens des fourmillements)

My … is painful. (Mon/ma est douloureux/ J'ai mal à …)
My … hurts. (Mon/ma … me fait mal)
My … is bleeding. (Je saigne de …)

Symptômes

Symptoms

Patient

It itches. (Ça me gratte)

It burns. (Ça me brûle)

✚ Nurse

Je suis désolé/e.

I'm sorry to hear that.

Je vais prévenir le docteur.

I'm going to tell the doctor.

Je reviens vous voir plus tard, appelez-nous avec la sonnette si vous vous sentez mal.

I will come back later, call us with the nurse call button if you don't feel well.

Rapatriement

Repatriation

✚ Nurse

Je vais vous donner quelques informations à propos de votre rapatriement.
I'm going to explain a few things about your journey home/repatriation.

D'abord, vous devez appeler votre assurance avec votre numéro de contrat et le nom du médecin qui vous a pris en charge.
First, you must call your insurance company with your contract number, and the name of the doctor who took care of you here.

Ensuite, votre assurance nous contactera et organisera votre rapatriement.
Then, your insurance company will contact us and organise your journey home/repatriation.

Un/e infirmier/e sera avec vous pendant le voyage.
A nurse will be with you during the trip.

Une ambulance vous amènera chez vous, ou à l'hôpital.
An ambulance will take you to your house, or to the hospital.

Prise en charge psychiatrique

Psychiatric care

+ Nurse

Bonjour M. Duke, je suis votre infirmier/e, je m'appelle Tom.

Hello Mr Duke, I'm your nurse, my name is Tom.

Comment allez-vous ?

How are you feeling?

Patient

(I'm feeling) terrible/awful. (Je me sens très mal)

Not too bad. (Pas trop mal)

(I'm feeling) weary/exhausted. (Je me sens las/épuisé/usé)

+ Nurse

Est-ce que vous acceptez que je vous aide ?

Is it OK if I help you?

Calmez-vous s'il vous plaît.

Please calm down.

Avez-vous pris votre traitement aujourd'hui ?

Have you taken your medication today?

Prise en charge psychiatrique

Psychiatric care

✚ Nurse

Avez-vous consommé des substances/de l'alcool ?
Have you used any recreational drugs/ alcohol?

Quoi et combien ?
What and how much?

Avez-vous des angoisses ?
Do you feel anxiety?

Entendez-vous des voix ?
Do you hear voices?

Avez-vous des idées noires ?
Do you have dark thoughts?

Avez-vous déjà fait une tentative de suicide ?
Have you ever attempted suicide?

Connaissez-vous votre pathologie ?
Do you know your disease?

Patient

I suffer from depression. (Je suis dépressif)
I'm schizophrenic. (Je suis schizophrène)
I'm bipolar. (Je suis bipolaire)

Situations d'urgence

Emergency situations

DOULEUR THORACIQUE
CHEST PAIN

✚ Nurse

Pouvez-vous me décrire la douleur ?

Can you describe the pain?

Patient

My chest feels tight.

(Ça me serre dans la poitrine)

✚ Nurse

Avez-vous des douleurs dans le bras/la mâchoire ?

Do you feel pain in your arm/jaw?

Avez-vous des fourmillements dans les mains ?

Do you feel tingling in your hands?

Depuis combien de temps avez-vous mal ?

How long have you been in pain?

La douleur est-elle apparue pendant un effort ?

Did the pain begin during physical effort?

Êtes-vous essoufflé ?

Are you out of breath?

Situations d'urgence

Emergency situations

✚ Nurse

Avez-vous des palpitations ?
Do you have palpitations?

Avez-vous des antécédents ?
Do you have any medical history?

Est-ce que vous fumez ?
Do you smoke?

Êtes-vous diabétique ?
Are you diabetic?

Avez-vous de l'hypertension ?
Do you have high blood pressure?

Quel âge avez-vous ?
How old are you?

Restez calme, ne bougez plus, on s'occupe de vous.
Relax, don't move, we're taking care of you.

Situations d'urgence

Emergency situations

HÉMORRAGIE
HAEMORRHAGE

✚ Nurse

Prenez-vous un traitement anticoagulant ?

Do you take blood thinners?

Avez-vous des antécédents ?

Do you have any medical history?

Depuis combien de temps saignez-vous ?

How long have you been bleeding?

Restez calme, ne bougez plus,
on s'occupe de vous.

Relax, don't move, we're taking care of you.

Situations d'urgence

Emergency situations

BRÛLURE
BURNS

✚ Nurse

Comment vous êtes-vous brûlé/e ?
How did you burn yourself?

Quand vous êtes-vous brûlé/e ?
When did you burn yourself?

Avez-vous refroidi la brûlure sous l'eau ?
Did you put your burn under water?

Je vais vous faire un pansement pour calmer la douleur.
I'm going to do a dressing to ease your pain.

Situations d'urgence

Emergency situations

MALAISE
FAINTING

✚ Nurse

Prenez-vous des médicaments ?

Do you take any medication?

Quand avez-vous fait votre malaise ?

When did you faint?

C'est la première fois que ça vous arrive ?

Was it the first time it happened to you?

Avez-vous mangé aujourd'hui ?

Have you eaten today?

Avez-vous été hospitalisé récemment ?

Have you been in hospital recently?

Avez-vous des antécédents ?

Do you have any medical history?

Comment vous sentez-vous maintenant ?

How do you feel now?

Situations d'urgence

Emergency situations

DOULEURS ABDOMINALES
ABDOMINAL PAIN

✚ Nurse

Est-il possible que vous soyez enceinte ?
Could you possibly be pregnant?

Avez-vous des diarrhées ou êtes-vous constipé ?
Do you have diarrhea or are you constipated?

Avez-vous du sang dans les selles ?
Is there blood in your stools?

Avez-vous vomi ?
Have you vomited?

Avez-vous de la fièvre ?
Do you have a fever?

Où est-ce que vous avez mal ?
Where does it hurt?

Avez-vous déjà eu une opération au niveau du ventre ?
Have you ever had abdominal surgery?

Notes

Actes infirmiers

Constantes

Vital signs

✚ Nurse

Je vais prendre vos constantes : votre pouls, température et tension.
I'm going to take your vital signs: your pulse, temperature and blood pressure.

Je vais prendre votre pouls.
I'm going to take your pulse.

Donnez-moi votre main, j'ai besoin de votre doigt pour le saturomètre.
Give me your hand, I need your finger for the oximeter.

Je vais prendre votre température.
I'm going to take your temperature.

Je vais mettre le thermomètre dans votre oreille, donc ne bougez pas s'il vous plaît.
I'm going to put the thermometer in your ear, so please don't move.

Je vais prendre votre tension.
I'm going to take your blood pressure.

Quelle est votre tension habituellement ?
What's your usual blood pressure?

Constantes

Vital signs

✚ Nurse

Pouvez-vous remonter votre manche s'il vous plaît ?

Can you roll up your sleeve for me please?

Je vais placer le brassard autour de votre bras.

I'm going to place this cuff around your arm.

Ça risque de serrer un peu.

It may be a little tight.

Ne bougez pas votre bras s'il vous plaît.

Please, don't move your arm.

Voilà, c'est fini.

There you go, it's finished.

Je suis désolé/e, je dois recommencer.

I'm very sorry, but I must try again.

Prise de sang

Blood test

+ Nurse

Je vais vous faire une prise de sang/gazométrie.
I'm going to do a blood test/a blood gas test.

Pouvez-vous remonter votre manche s'il vous plaît ?
Can you roll up your sleeve for me please?

Merci, maintenant donnez-moi votre bras.
Thank you, now give me your arm.

Maintenant, je vais mettre le garrot autour de votre bras. Ça risque de serrer un peu.
Now I'm going to put the tourniquet around your arm. It may be a little tight.

D'abord, je vais vous nettoyer la peau avec un antiseptique.
First, I'm going to clean your skin with antiseptic.

Serrez le poing comme ceci s'il vous plaît.
Please squeeze your fist like this.

Prise de sang

Blood test

✚ Nurse

Parfait, maintenant ne bougez pas s'il vous plaît, détendez-vous.

Great, now please don't move, just relax.

Si vous avez peur, vous pouvez regarder ailleurs.

If you are scared, you can look away.

Vous allez sentir une petite piqûre.

You're going to feel a sharp scratch.

Je pique.

OK, here we go.

Voilà, c'est fini.

There you go, it's finished.

Ça va ?

Are you OK?

Je suis désolé/e, je dois recommencer.

I'm very sorry, but I must try again.

Glycémie capillaire

Blood sugar test

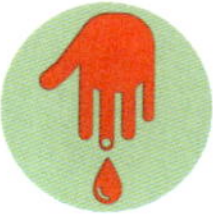

✚ Nurse

Je vais vous faire une glycémie capillaire.
I'm going to do a blood sugar test.

Êtes-vous diabétique ?
Are you diabetic?

Donnez-moi votre main.
Give me you hand.

Je vais vous nettoyer le doigt.
I'm going to clean your finger.

Je vais vous piquer le doigt.
Ça risque de piquer un peu.
I'm going to prick your finger.
It may sting a little.

Je pique.
OK, here we go.

Voilà, c'est fini.
There you go, it's finished.

Ça va ?
Are you OK?

Je suis désolé/e, je dois recommencer.
I'm very sorry, but I must try again.

V.V.P./Perfusion

P.V.C./Drip - I.V.

✚ Nurse

Je vais vous poser une perfusion.
I'm going to put up a drip/set up an I.V.

Donnez-moi votre bras.
Give me your arm.

Maintenant, je vais mettre le garrot autour de votre bras. Ça risque de serrer un peu.
Now I'm going to put the tourniquet around your arm. It may be a little tight.

D'abord, je vais vous nettoyer la peau avec un antiseptique.
First, I'm going to clean your skin with antiseptic.

Je vais vous poser un cathéter dans la veine.
I'm going to place a catheter in your vein.

C'est comme une prise de sang, mais il reste un petit tube en plastique dans la veine pour vous administrer des médicaments/fluides.
It's like a blood test, but there will be a little plastic tube in your vein to administer medication/fluids.

V.V.P./Perfusion

P.V.C./Drip - I.V.

✚ Nurse

OK, maintenant ne bougez pas s'il vous plaît, détendez-vous.
OK, now please don't move, just relax.

Serrez le poing comme ceci s'il vous plaît.
Please squeeze your fist like this.

Si vous avez peur, vous pouvez regarder ailleurs.
If you are scared, you can look away.

Vous allez sentir une petite piqûre.
You're going to feel a sharp scratch.

Est-ce que ça vous fait mal ?
Does it hurt?

Voilà, c'est fini.
There you go, it's finished.

Je suis désolé/e, je dois recommencer.
I'm very sorry, but I must try again.

Voici un pied à perfusion, prenez-le si vous vous levez.
This is a drip stand, you must take it with you if you get up.

Administration de thérapeutique

Medication

✚ Nurse

Je vais vous donner quelques informations sur vos médicaments.

I'm going to explain a few things about your medication.

Ce médicament est:

This medication is:

- un antalgique

  a painkiller
- un anti-inflammatoire

  an anti-inflammatory
- un antibiotique

  an antibiotic
- un neuroleptique

  a neuroleptic
- un diurétique

  a diuretic
- un anticoagulant

  a blood thinner

Administration de thérapeutique

Medication

✚ Nurse

Vous devez prendre ce comprimé/sirop/suppositoire

You must take this tablet/syrup/suppository

une fois par jour/deux fois par jour/trois fois par jour.

once a day/twice a day/three times a day.

Prenez ce médicament avec un verre d'eau pendant/avant/après votre repas.

Take this medication with a glass of water during/before/after your meal.

Prenez une cuillère à café/une cuillère à soupe de ce sirop.

Take a teaspoon/a tablespoon of this syrup.

Si vous oubliez de prendre votre médicament, ne doublez pas les doses.

If you forget to take your medication, don't double the doses.

Administration de thérapeutique

Medication

✚ Nurse

Utilisez l'ordonnance pour retirer les médicaments en pharmacie.

Use the prescription to get your medication at the pharmacy.

Il peut y avoir des effets secondaires. Demandez au pharmacien.

There can be side effects.
Ask your pharmacist.

Pansement

Dressing

✚ Nurse

Je vais faire/changer votre pansement.
I'm going to apply/change your dressing.

Ça risque de faire un petit peu mal,
mais ne vous inquiétez pas, ça sera rapide.
This may be a little painful, but don't worry, it will be quick.

Je vais nettoyer votre plaie avec un antiseptique/du sérum physiologique.
I'm going to clean your wound with antiseptic/saline solution.

Maintenant, je vais enlever l'ancien pansement.
Now I'm going to remove the old dressing.

Je vais mettre une nouvelle compresse
et la maintenir avec du sparadrap.
I'm going to apply a new gauze and fix it with (sticking) tape.

Voilà, c'est fini.
There you go, it's finished.

Suture

Stitches and clips

✚ Nurse

Vous avez besoin de points de sutures.
You need stitches.

Je dois vous poser quelques questions.
I must ask you a few questions.

Est-ce que vous êtes à jour des vaccinations ?
Are your vaccines up-to-date?

Avez-vous des allergies ?
Do you have any allergies?

Avez-vous des antécédents médicaux ?
Do you have any medical history?

Je vais nettoyer votre plaie avec un antiseptique.
I'm going to clean your wound with antiseptic.

Ça risque de faire un petit peu mal, mais ne vous inquiétez pas, il y aura une anesthésie locale.
This may be a little painful, but don't worry, there will be a local anaesthetic.

Suture

Stitches and clips

✚ Nurse

Je vais vous donner les recommandations à suivre pour vos points/agrafes.
I'm going to give you some advice about your stitches/clips.

Vous ne devez pas mouiller votre plaie.
You mustn't put your wound under water.

Vous ne devez pas exposer votre plaie/cicatrice au soleil.
You mustn't expose your wound/scar to the sun.

Les points sont résorbables.
The stitches are absorbable.

Les points/agrafes devront être enlevés par un infirmier.
The stitches/clips must be removed by a nurse.

Surveillance d'un plâtre/résine

Taking care of a plaster cast/cast

✚ Nurse

Je vais vous expliquer comment prendre soin de votre plâtre.

I'm going to explain how to take care of your (plaster) cast.

Vous ne devez pas mettre votre plâtre sous l'eau.

You mustn't put your plaster cast under water.

Donc, quand vous prenez une douche, vous devez mettre un sac plastique sur votre plâtre et le maintenir avec du sparadrap.

So, when you take a shower, you must put a plastic bag over your cast and put tape around the top.

Vous ne devez pas gratter sous votre plâtre.

You mustn't try to scratch under the cast.

Vous devez nous appeler immédiatement si vous remarquez :

You must call us immediately if you notice:

- une odeur étrange

a strange smell

- des douleurs dans le membre

pain in your limb

Surveillance d'un plâtre/résine

Taking care of a plaster cast/cast

- une inflammation/un gonflement

an inflammation/swelling

- une perte de sensibilité, motricité aux extrémités

a loss of sensitivity and movement to an extremity

- un changement de coloration des extrémités

a change in colour of an extremity

Au repos, vous devez toujours surélever votre membre plâtré.

When resting, you must always keep your cast up.

Vous ne devez pas vous appuyer sur votre pied.

You mustn't stand up on your foot.

Évitez de vous servir de votre bras.

Avoid using your arm.

Voici vos béquilles/votre écharpe.

Here are your crutches/your sling.

Surveillance d'un traumatisme crânien

Post head injury procedure

✚ Nurse

Vous avez eu un traumatisme crânien.
You had a head injury.

Vous devez nous appeler immédiatement si vous remarquez :
You must call us immediately if you notice:

- une somnolence excessive
excessive sleepiness
- des nausées et des vomissements
nausea and vomiting
- des maux de tête importants
strong headaches
- des troubles de la vue/de la parole
troubled vision/difficulty speaking
- un comportement/des mouvements anormaux
unusual behaviour/movements

Vous pouvez rentrer chez vous mais quelqu'un doit rester avec vous.
You can go home but somebody must stay with you.

Salle de réveil

Recovery room

✚ Nurse

Bonjour, l'opération est terminée, vous êtes en salle de réveil.

Hello, the operation is finished, you are in the recovery room.

Tout s'est bien passé.

It all went well.

Vous ne pouvez pas vous lever pour l'instant.

You can't get up for the moment.

Vous devez rester allongé, vous ne devez pas bouger.

You must stay lying down, you mustn't move.

Vous ne pouvez ni boire, ni manger.

You can't drink or eat.

Comment vous sentez-vous ?

How are you feeling?

Avez-vous des douleurs ?

Are you in pain?

Bougez les bras/les jambes.

Move your arms/legs.

Salle de réveil

Recovery room

Nurse

Vous avez un plâtre.

You have a plaster cast.

un pansement.

a dressing.

une sonde urinaire.

a catheter.

un drain.

a drainage tube.

Si vous avez besoin d'uriner ou déféquer, vous pouvez utiliser le bassin/pistolet.

If you need to urinate or have a bowel movement, you can use the bedpan/urinal.

Si vous avez besoin d'uriner, ne vous retenez pas, vous avez une sonde.

If you need to urinate, you can let go, you have a catheter.

Électrocardiogramme

Electrocardiogram

✚ Nurse

Je vais vous faire un électrocardiogramme.
I'm going to perform an electrocardiogram.

C'est un tracé de votre rythme cardiaque.
It's a trace of your heart rhythm.

Ne vous inquiétez pas, ce n'est pas douloureux.
Don't worry, it's not painful.

Avez-vous un pacemaker ?
Do you have a pacemaker?

Pouvez-vous vous mettre torse nu s'il vous plaît, et enlever vos chaussures et chaussettes ?
Can you strip to the waist please and take off your shoes and socks?

Pouvez-vous enlever vos bijoux/votre montre ?
Can you remove your jewelry/your watch?

Merci, maintenant je vais mettre des électrodes sur votre thorax, vos chevilles et vos poignets.
Thank you, now I'm going to place electrodes on your chest, your ankles and your wrists.

Électrocardiogramme

Electrocardiogram

✚ Nurse

Vous devez rester allongé et ne pas bouger pendant l'examen.
You must stay lying down and you mustn't move during the test.

Respirez normalement, détendez-vous.
Breathe normally, relax.

Ne parlez plus, je vais commencer l'examen.
Don't speak, I'm going to start the test.

Voilà, c'est fini.
There you go, it's finished.

Ça va ?
Are you OK?

Je suis désolé/e, je dois recommencer.
I'm very sorry, but I must try again.

Examen urinaire (E.C.B.U./B.U.)

Urine test

✚ Nurse

Vous devez effectuer un examen des urines.
You must do a urine test.

Pouvez-vous uriner dans :
Could you urinate in:

- un pot à prélèvement sterile
  a sterile urine sample bottle
- un pistolet
  a urinal
- un bassin
  a bedpan

Vous devez vous laver les mains.
You must wash your hands.

Vous devez vous faire une toilette intime avec un antiseptique.
You must wash your private parts with an antiseptic.

Pour les femmes : de l'avant vers l'arrière.
from the front to the back.
Pour les hommes : pensez à décalotter.
don't forget to pull back the foreskin.

Examen urinaire (E.C.B.U./B.U.)

Urine test

✚ Nurse

Urinez le premier jet dans les toilettes.
Let the first flow go in the toilet.

Stoppez la miction.
Stop the flow.

Collectez le deuxième jet dans le pot à prélèvement, attention il doit rester stérile.
Collect the second flow in the urine sample bottle, but be careful, it must remain sterile.

Refermez le pot et appelez un infirmier une fois l'opération terminée.
Close the bottle and call a nurse when you have finished.

Sondage urinaire

Urinary catheter

✚ Nurse

Je vais vous poser une sonde urinaire.
I'm going to insert a urinary catheter.

Est-ce la première fois pour vous ?
Is this the first time for you?

Êtes-vous allergique au latex ?
Are you allergic to latex?

Je vais nettoyer vos parties intimes avec un antiseptique.
I'm going to clean your private parts with antiseptic.

Écartez bien s'il vous plaît.
Please let your knees fall open.

Ne bougez pas. Détendez-vous et respirez profondément.
Don't move. Just relax and breathe deeply.

Je vais introduire la sonde.
I'm going to insert the catheter.

Voilà, c'est fini.
There you go, it's finished.

Sondage urinaire

Urinary catheter

✚ Nurse

Est-ce que ça vous fait mal ?

Does it hurt?

Vous ne devez pas tirer sur la sonde.

You mustn't pull the catheter.

Vous pouvez ressentir l'envie d'uriner.
C'est normal, ne vous inquiétez pas,
la sonde est connectée à une poche.

You can feel the need to urinate.
Don't worry it's normal, the catheter
is connected to a bag.

Je suis désolé/e, je dois recommencer.

I'm very sorry, but I must try again.

Sondage naso-gastrique

Nasogastric intubation

✚ Nurse

Je vais vous poser une sonde naso-gastrique.
I'm going to insert a nasogastric tube.

Êtes-vous allergique au latex ?
Are you allergic to latex?

Portez-vous un dentier ?
Do you have false teeth?

Ne vous inquiétez pas, cela peut être désagréable, mais ce n'est pas douloureux.
Don't worry, it may be unpleasant, but it's not painful.

Ne bougez pas. Détendez-vous.
Don't move. Just relax.

Je vais introduire la sonde dans votre narine.
I'm going to insert the tube in your nostril.

Déglutissez. Buvez quelques gorgées d'eau.
Swallow. Take a few sips of water.

Sondage naso-gastrique

Nasogastric intubation

✚ Nurse

Voilà, c'est fini.

There you go, it's finished.

Est-ce que ça vous fait mal ?

Does it hurt?

Vous ne devez pas tirer sur la sonde.

You mustn't pull the tube.

Appelez l'infirmière si vous avez mal au ventre ou si vous avez du mal à respirer.

Call the nurse if you have a stomachache or difficulty breathing.

Je suis désolé/e, je dois recommencer.

I'm very sorry, but I must try again.

Radio/Scanner/I.R.M.

X-Ray/C.T./M.R.I.

✚ Nurse

Vous allez passer une radio/scanner/I.R.M.
You will have an X-Ray/C.T./M.R.I.

Êtes-vous enceinte ? Est-il possible que vous soyez enceinte ?
Are you pregnant? Could you possibly be pregnant?

Ne vous inquiétez pas, ce n'est pas douloureux.
Don't worry, it's not painful.

Vous devez enlever vos bijoux, piercings, montre et prothèses auditives/dentaires.
You must remove your jewelry, piercings, watch and hearing-aid/false teeth.

Vous ne devez pas bouger pendant l'examen.
You mustn't move during the test.

Soins d'hygiène

Personal hygiene

✚ Nurse

Je vais vous faire la toilette au lit.
I'm going to give you a bedbath.

Je vais vous aider à vous laver.
I'm going to help you have a wash.

Voulez-vous le faire seul/e ?
Do you want to do it alone?

Je vais vous aider à enlever votre chemise.
I'm going to help you take off your gown.

Dites-moi si l'eau est trop chaude ou trop froide.
Tell me if the water is too hot or too cold.

Je vais vous savonner.
I'm going to soap you.

Pouvez-vous lever le bras s'il vous plaît ? Merci.
Can you raise your arm please? Thank you.

Soins d'hygiène

Personal hygiene

✚ Nurse

Pouvez-vous vous retourner ?

Can you turn over?

Voulez-vous laver vos parties intimes seul(e) ?

Do you want to wash your private parts alone?

Je vais vous rincer et sécher.

I'm going to rinse and dry you.

Voulez-vous vous raser aujourd'hui ?

Do you want to have a shave today?

Voulez-vous vous laver les cheveux ?

Do you want to wash your hair?

WC

Bassin/chaise-pot

Bedpan/commode

✚ Nurse

Si vous avez besoin d'uriner ou déféquer, vous pouvez utiliser le bassin/pistolet ou la chaise-pot.
If you need to urinate or have a bowel movement, you can use the bedpan/urinal or the commode.

Pouvez-vous lever les fesses ?
Can you lift your bottom?

Je vais placer le bassin sous vos fesses.
I'm going to put the bedpan under your bottom.

Est-ce que le bassin vous fait mal ?
Does the bedpan hurt?

Je vais vous aider à vous assoir sur la chaise-pot.
I'm going to help you to sit on the commode.

Voici du papier.
Here is some paper.

Appelez-moi avec la sonnette quand vous avez terminé.
Call me with the nurse call button when you have finished.

Procédures préopératoires

Pre-operative procedures

✚ Nurse

Vous allez être opéré.
You will have your operation.

Vous allez avoir une anesthésie générale/locale, une rachianesthésie.
You are going to have a general/local anaesthesia, spinal anaesthesia.

Je vais vous donner quelques informations sur les procédures préopératoires.
I'm going to explain a few things about pre-operative procedures.

Êtes-vous allergique à l'iode ?
Are you allergic to iodine?

Vous devez prendre une douche avec ce savon antiseptique.
You must take a shower with this antiseptic soap.

Lavez-vous d'abord les cheveux, puis le corps avec l'antiseptique.
Wash your hair first, then wash your body with the antiseptic.

Procédures préopératoires

Pre-operative procedures

✚ Nurse

Ensuite, mettez une chemise propre.

Then wear a clean gown.

Vous devez enlever vos bijoux, piercings, vernis à ongles, faux ongles, montre, maquillage, lentilles de contact et prothèses auditives/dentaires.

You must remove your jewelry, piercings, nail polish, fake nails, watch, make-up, contact lenses and hearing-aid/false teeth.

Vous devez être à jeun : pas d'aliments, pas de boissons (y compris de l'eau) et pas de tabac au moins 6 heures avant l'opération.

You must be on an empty stomach/fasting: no food, no drinks (including water) and no cigarettes at least 6 hours before the operation.

Notes

Lexique

A B C D E F

G H I J K L

M N O P Q R

S T U V W X

Y Z

A

Accouchement Childbirth / Labour
Adaptable Overbed table
Aérosol Nebuliser
Affaires personnelles Personal belongings
Agrafes Clips
Aide-soignant/e Auxiliary nurse / Health Care Assistant / Nurse's aide
Aiguille Needle
Aisselle Armpit
Alcool Alcohol
Allergie Allergy
Allergique (à) Allergic (to)
Allonger Lie down
Ambulance Ambulance
Ampoule Blister
Analyse d'urine Urine test / Urinalysis
Anesthésie (locale / générale) (Local / General) Anaesthetic
Anesthésiste Anaesthetist / Anesthesiologist
Angoisse Anxiety
Antalgique / Antidouleur Painkiller
Antécédents Medical history / Antecedents
Antibiotique Antibiotic
Anticoagulant Blood thinner / Anticoagulant
Antidépresseur Antidepressant
Antihistaminique Antihistamine

A

Anti-inflammatoire Anti-inflammatory
Antiseptique Antiseptic
Antitussif Cough suppressant
Anus Anus
Appendice Appendix
Appendicite Appendicitis
Appuyer Press
Armoire Closet
Artère Artery
Arthrite Arthritis
Articulation Joint
Aspirine Aspirin
Asseoir Sit (down)
Assurance Insurance
Asthme Asthma
Attelle Splint
Augmenter Go up / Increase
AVC Stroke / CVA
Avortement Abortion

B

Bactérie Bacteria
Bain de bouche Mouth wash
Balloné Bloated
Ballonnement Bloating
Bandelette urinaire Urine test strip
Bas Low
Bas de contention Elastic stockings
Bassin Bedpan
Béquilles Crutches
Bijoux Jewelry
Bipolaire Bipolar
Blessé Wounded / Injured
Blessure Injury
Bloc opératoire Operating theater (OT) / Operating room (OR)
Blouse Gown
Boire Drink
Bouche Mouth
Brancard Stretcher
Bras Arm
Brassard Cuff
Broche Pin
Bronches Bronchi
Brûler / Brûlure Burn
Brûlures d'estomac Heartburn

C

Cachet Tablet
Caillot Clot
Cancer Cancer
Cannule Cannula
Cassé Broken
Cathéter Catheter
Cathétérisation Catheterization
Cerveau Brain
Césarienne Caesarean
Chaise roulante Wheelchair
Chaise-pot Commode
Chariot de réa Heart shock machine
Charlotte Mob cap / Hairnet
Chemise Gown
Cheveux Hair
Cheville Ankle
Chimiothérapie Chemotherapy
Chirurgie Surgery
Chirurgien Surgeon
Cicatrice Scar
Cicatriser Heal
Ciseaux Scissors
Clavicule Clavicle
Cœur Heart
Coffre-fort Safe box
Colon Colon

C

Colonne vertébrale Spine
Complications Complications
Compresse Gauze / Compress
Comprimé Tablet
Conscient Conscious
Conseil Advice
Constant Constant
Constantes Vital signs
Constipé Constipated
Constipation Constipation
Contacter Contact
Contagieux Contagious
Convulsion Convulsion / Seizure
Cou Neck
Couche (protection) Nappy / Diaper
Couper / Coupure Cut
Courbature Muscle ache
Corps Body
Côtes Ribs
Crampe Cramp
Crâne Skull
Crise cardiaque Heart attack
Crise d'épilepsie Epileptic seizure
Crisper Tense up
Cubitus Cubitus
Cuisse Thigh

D

Date de naissance Date of birth
Déambulateur Walking frame / Walker / Zimmer
Décharge (formulaire) Consent form
Décharge (refus de soin) DAMA Discharged against medical advice
Déféquer Have a bowel movement
Déglutir Swallow
Démangeaison Rash
Dent Tooth
Dent de sagesse Wisdom tooth
Dépister Screen
Désinfecter Disinfect
Détendre Relax
Diabètes Diabetes
Diabétique Diabetic
Diagnostic Diagnosis
Dialyse Dialysis
Diaphragme Diaphragm
Diarrhée Diarrhea
Diminuer Go down / Decrease
Diurétique Diuretic
Doigt Finger

D

Dormir Sleep
Dos Back
Douche Shower
Douleur Pain
Douleur abdominale Abdominal pain
Douleur chronique Chronic pain
Douleur comme des coups de couteau Stabbing pain
Douleur constante, sourde Dull pain
Douleur lancinante Shooting pain
Douleur ponctuelle Sporadic pain
Douleur pulsatile Throbbing pain
Douleur thoracique Chest pain
Douloureux Painful
Drain Drainage tube
Drap Sheet

E

E.C.B.U. Urine Test / Urinalysis
Échantillon Sample
Écharpe Sling
Échelle de douleur Pain scale
Échographie Ultrasound scan
Effets secondaires Side effects
Électrocardiogramme Electrocardiogram (ECG)
Électrode Electrode
Électroencéphalogramme Electroencephalogram (EEG)
Embolie pulmonaire Pulmonary embolism
Enceinte Pregnant
Enfler Swell
Engourdi Numb
Engourdissement Numbness
Enlever Take off / Remove
Entorse Sprain
Épaule Shoulder
Épeler Spell
Épuisé Exhausted
Équipe Team
Ergothérapie Occupational therapy

E

Éruption Rash
Escarre Bedsore
Essoufflé Out of breath
Essoufflement Shortness of breath
Estomac Stomach
Étage Floor
Éteindre Turn off
Éternuer Sneeze
Évanouir (s') Faint
Éviter Prevent
Examen Test / Examination

F

Faible Weak

Faim Hunger (**avoir faim** = be hungry)

Faire le lit Make the bed

Fatigué Tired

Fausse couche Miscarriage

Fauteuil roulant Wheelchair

Femme (épouse) Wife

Fémur Femur

Fesses Bottom

Feuille de température Temperature chart

Fibula Fibula

Fièvre Fever / Temperature

Flux Flow

Foie Liver

Forceps Forceps

Formulaire Form

Foulure Sprain

Fourmillements Tingling

Fracture Fracture

Fréquence cardiaque Heart rate

Frissoner Shiver

Frissons Chills

Front Forehead

Frotter Rub

Frottis Smear test

Fumer Smoke

G

Ganglion Node
Gant de toilette Wash cloth
Gants Gloves
Garrot Tourniquet
Gastrostomie Gastrostomy
Gazométrie Blood gas test
Gélule Capsule
Glycémie Blood sugar
Glycémie capillaire Blood sugar test
Gonflement Swelling
Gorge Throat
Gorgée Sip
Gratter Itch
Grave Serious
Greffe Transplant
Grippe Flu
Grossesse Pregnancy
Groupe sanguin Blood group
Guérir Recover

H

Habiller (s') Get dressed
Hallucinations Hallucinations
Hanche Hip
Handicap Handicap
Handicapé Handicapped **(mental)**
Disabled **(physique)**
Haricot Sick bowl / Kidney dish / Emesis bowl
Hématome Haematoma / Bruise
Hémorragie Haemorrhage
Profuse bleeding
Hémorroïdes Haemorrhoids
Hépatite Hepatitis
Hernie Hernia
Heures de visite Visiting hours
Humérus Humerus
Hygiène Hygiene
Hypertension Hypertension / High blood pressure
Hypothermie Hypothermia

I

Idées noires Dark thoughts
Immobile Still
Infection Infection
Infirmier(e) Nurse
Infirmerie Nurses' station
Inflammation Inflammation
Inquiet Worried
Insomnie Insomnia
Insuline Insulin
Intestin Intestine
Intramusculaire Intramuscular
Intraveineuse Intravenous
Intubation Intubation
Iode Iodine
I.P.P. Antacid
I.R.M. M.R.I.

J

Jambe Leg
Jetable Disposable
Jeun (à) On an empty stomach / Fasting
Joue Cheek

K

Kinésithérapie Physiotherapy / Physical therapy

Kinésithérapeute Physiotherapist / Physical therapist

Kyste Cyst

L

Laboratoire Lab

Lame Blade

Langue Tongue

Larynx Larynx

Las Weary

Laxatif Laxative

Lentilles de contact Contact lenses

Léthargique Lethargic

Lever (se) Get up

Lèvre Lip

Ligament Ligament

Lunettes Glasses

Luxation Dislocation

Luxer Dislocate

M

Mâchoire Jaw
Main Hand
Malade Ill / Sick
Maladie Illness / Sickness / Disease
Maladie chronique Chronic illness
Malaise (faire un) Faint
Mal au cœur (avoir) Queasy / Nauseous / Sick (feel)
Mal de dos Backache
Mal de gorge Sore throat
Mal de tête Headache
Mal de ventre Stomachache
Manche Sleeve
Manger Eat
Maquillage Make-up
Mari Husband
Massage Massage
Matelas Mattress
Matériel Equipment
Maternité Maternity
Médecin Doctor / Physician
Médecin généraliste GP / Family doctor
Médicament Medication / Medicine
Membre Limb
Ménopause Menopause
Menton Chin

M

Mettre Put
Microbe Germ
Migraine Migraine
Minerve Neck brace
Moelle épinière Spinal cord
Mollet Calf
Morgue Morgue
Morphine Morphine
Mort (la) Death
Mort Dead
Mouchoir Tissue
Mourir Die
M.S.T. S.T.D.

N

Naissance Birth
Narine Nostril
Nausée Nausea
Nécrose Necrosis
Nerveux Nervous
Nettoyer Clean
Neuroleptique Neuroleptic
Nez Nose
Nez bouché Stuffy nose
Nez qui coule Runny nose
Nombril Umbilicus / Belly button
Nom de famille Family name
Nom de jeune fille Maiden name
Normal Normal
Nourriture Food

O

Occlusion Obstruction
Occuper de (s') Take care of
Odeur Smell
Œdème Oedema
Œil Eye
Omoplate Shoulder blade
Ongle Nail
Opérer Operate on
Opération Operation
Ordonnance Prescription
Oreille Ear
Oreiller Pillow
Organe Organ
Orteil Toe
Os Bone
Oublier Forget
Oxygène Oxygen

P

Pacemaker Pacemaker
Palettes Paddles
Palpitations Palpitations
Pancréas Pancreas
Pansement Dressing
Papiers d'identité I.D.
Patella Patella
Pathologie Disease / Pathology
Paupière Eyelid
Peau Skin
Pelvis Pelvis
Pénis Penis
Perdre connaissance Lose consciousness
Perfusion (être sous) (Be on) a drip / an I.V.
Perfusion (poser) (Put up) a drip / (Set up) an I.V.
Péridurale Epidural anaesthesia
Personne âgée Elderly person
Personne de confiance Next of kin
Perte Loss
Petit déjeuner Breakfast
Phalanges Phalanges
Phlébite Phlebitis
Picotement Tingling
Pied Foot
Pied à perfusion Drip stand / I.V. stand

P

Pilule Pill

Pilule contraceptive Birthcontrol pill

Pinces Tweezers

Piqûre Injection

Pistolet Urinal

Plaie Wound

Plâtre Plaster cast

Plier Bend

P.L.S. Recovery position

Poignet Wrist

Poids Weight

Poils Hairs

Poing Fist

Point d'appui Pressure point

Points de suture Stitches

Points résorbables Absorbable stitches

Points non résorbables Non absorbable stitches

Poitrine Chest

Pommade Ointment

Pomme d'Adam Adam's apple

Pot à prélèvement d'urine Urine sample bottle

Pouce Thumb

Pouls Pulse

Poumon Lung

P

Pousser Push

Premiers soins First aid

Prise de sang Blood test

Profond Deep

Pronostic Prognosis

Prostate Prostate

Protection (couche) Nappy / Diaper

Prothèses (de membre) Prosthetic (limb) / Prostheses

Prothèse auditive Hearing aid

Prothèse dentaire False teeth

Pubis Pubis

Pupille Pupil

Purulent Purulant

Pus Pus

Q

–

R

Rachianesthésie Spinal anaesthesia
Radio X-ray
Radius Radius
Rage de dents Toothache
Raideur Stiffness
Rapatriement Journey home / Repatriation
Raser Shave
Rate Spleen
Réanimation Intensive care
Réception Reception / Admitting
Rectum Rectum
Régime Diet
Règles Period / Menstruation
Rein Kidney
Remonter sa manche Roll up your sleeve
Rendez-vous Appointment
Repas Meal
Repos Rest
Résine Cast
Respiration Breath
Respirer Breathe
Rester Stay
Réveiller Wake up
Rhume Cold

S

Sacrum Sacrum
Sage-femme Midwife
Saigner Bleed
Salle d'opération Operating Room / Operating Theatre
Salle de bains Bathroom
Salle de réveil Recovery Room
Sang Blood
Santé Health
Saturomètre Oximeter
Savon/ner Soap
Scalpel Scalpel
Scanner C.T. (Computerized Tomography)
Schizophrène Schizophrenic
Sec Dry
Secret professionnel Professional secrecy
Sédatif Sedative
Seins Breasts
Selles Stools
Sensation Feeling
Sensible Sensitive
Seringue Syringe
Serré Tight
Sérum physiologique Saline solution

S

Serviette Towel
Serviette hygiénique (Sanitary) pad
S.I.D.A. A.I.D.S.
Sirop Syrup
Site d'injection Injection site
Soif Thirst (**avoir soif** = be thirsty)
Soin Care (**prendre soin** = take care)
Soins intensifs Intensive care
Soins palliatifs Palliative care
Somnifère Sleeping pill
Somnolence Sleepiness
Somnolent Drowsy
Sonde Probe
Sonde naso-gastrique Nasogastric tube
Sonde urinaire Catheter
Sonnette Nurse call button / Buzzer
Souffrir Suffer / Be in pain
Soulager Relieve
Soulever Lift
Sourcils Eyebrows
Sous-cutané Underskin
Sparadrap (Sticking) tape
Stable Stable
Stérile Sterile

S

Stérilet I.U.D.

Sternum Sternum

Stéthoscope Stethoscope

Substances Recreational drugs / Substances

Sucre Sugar

Suer Sweat

Suppositoire Suppository

Surélevé Raised

Surveiller Check

Suturer Stitch up

Symptômes Symptoms

T

Tabac Tobacco
Tablier Apron
Tabouret Stool
Taille Height / Size
Talon Heel
Taux Rate
Télécommande Remote
Téléphone/r Phone
Tempes Temples
Température Temperature
Tendon Tendon
Tenir Hold
Tension Blood pressure
Tensiomètre Blood pressure monitor
Tentative de suicide (faire une) Attempt suicide
Testicules Testicles
Tests (faire des) Tests (run)
Test de dépistage Screening test
Tête Head
Thermomètre Thermometer
Thorax Thorax
Tibia Tibia / Shin
Toilettes Toilet

T

Toilette au lit (faire la) (Give a) bedbath

Tomber Fall

Tondeuse Clippers

Torse nu (se mettre) Strip to the waist

Tousser / Toux Cough

Trachée Trachea

Trachéotomie Tracheotomy

Traitement Treatment

Traiter Treat

Transfusion Transfusion

Transpiration /Transpirer Sweat

Traumatisme Trauma

Traumatisme crânien Head injury

Travail Job

Tremblement Trembling / Shaking

Tube Tube

Tumeur Tumour

Tympan Eardrum

U

Ulcère Ulcer

Urgences ER / A and E

Urgence Emergency

Urine Urine

Uriner Urinate

Urticaire Rash

Utérus Womb / Uterus

V

Vaccin Vaccine
Vagin Vagina
Végétarien Vegetarian
Ventre Belly / Tummy
Vérifier Check
Vernis à ongle Nail polish
Vertiges (avoir des) Feel faint / dizzy
Vésicule biliaire Gallbladder
Vessie Bladder
Viande Meat
V.I.H. H.I.V.
Virus Virus
Visage Face
Vision floue Blurred vision
Visites Visits
Voie veineuse périphérique PVC (Peripheral Venous Catheter)
Vomir Vomit / Throw up
Vomissement Vomiting
Vue Sight

WXYZ

Notes

Planches anatomiques

Planches anatomiques

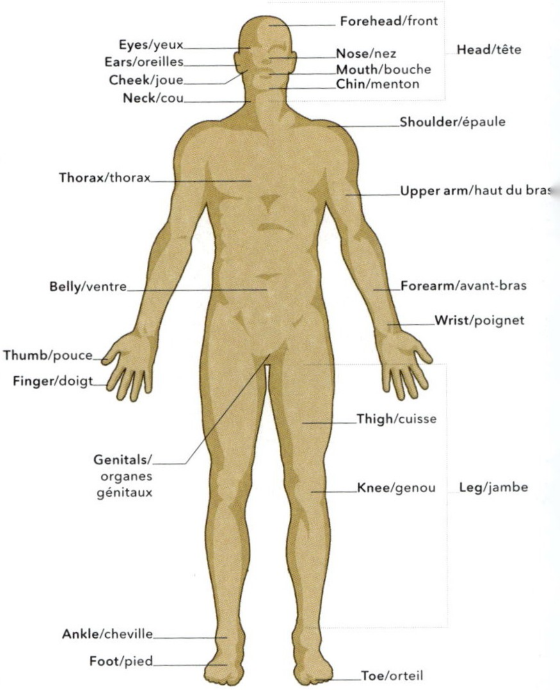

Planches anatomiques

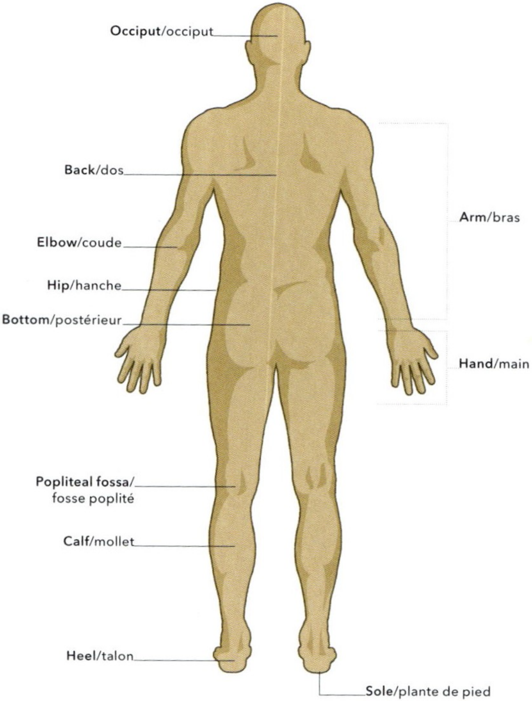

Planches anatomiques

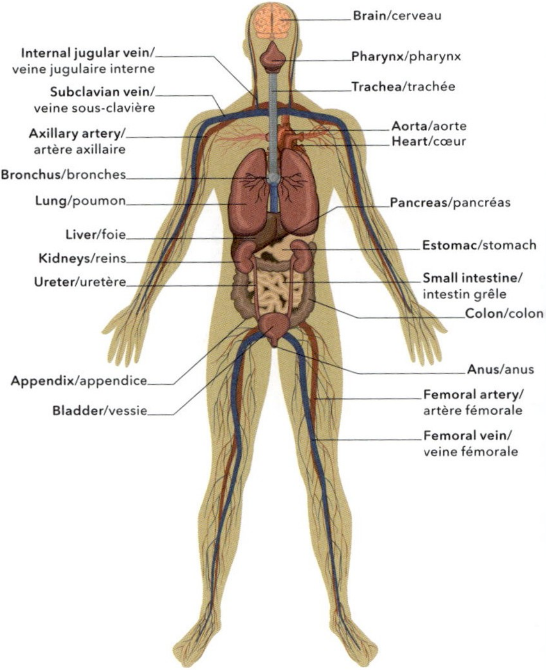

Planches anatomiques

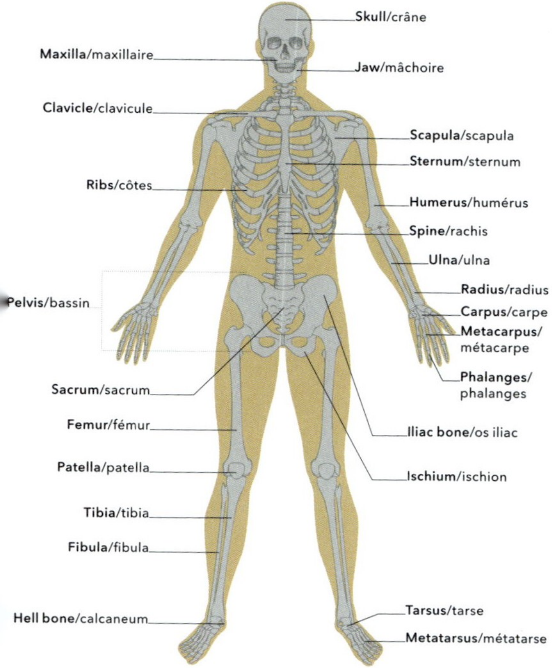

Notes

Notes

Édition

Libel, Lyon / www.editions-libel.fr

Crédits

Textes © Lisa Gibello / Pierre Vennen

Illustrations © Depositphotos.com / Stihii, Vectomart

Conception graphique, pictogrammes

Olivier Umecker

Impression

Musumeci S.p.A. (Aoste)

Dépôt légal : octobre 2015

ISBN 978-2-917659-47-2

Imprimé sur un papier issu de forêts gérées durablement.

La Fédération Nationale des Étudiants en Soins Infirmiers soutient le projet. La Mutuelle d'Assurances du Corps de Santé Français a rendu possible sa première édition.

https://www.facebook.com/mesfichesenanglais.lesoininfirmier
www.mesfiches.editions-libel.fr